# D. STARKE

# COMMENT GUÉRIR LES MALADIES DE L'ÉNERGIE

Le besoin de protection
Défiance de soi-même
Les rêves vagues
etc.etc.

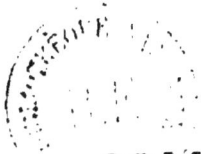

# COMMENT GUÉRIR
# LES MALADIES
# DE L'ÉNERGIE

Dr STARKE

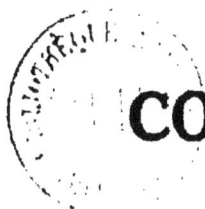

# COMMENT GUÉRIR
## LES
# MALADIES
## DE
# L'ÉNERGIE

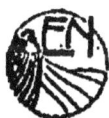

ÉDITIONS NILSSON
73, Boulevard Saint-Michel, 73
PARIS

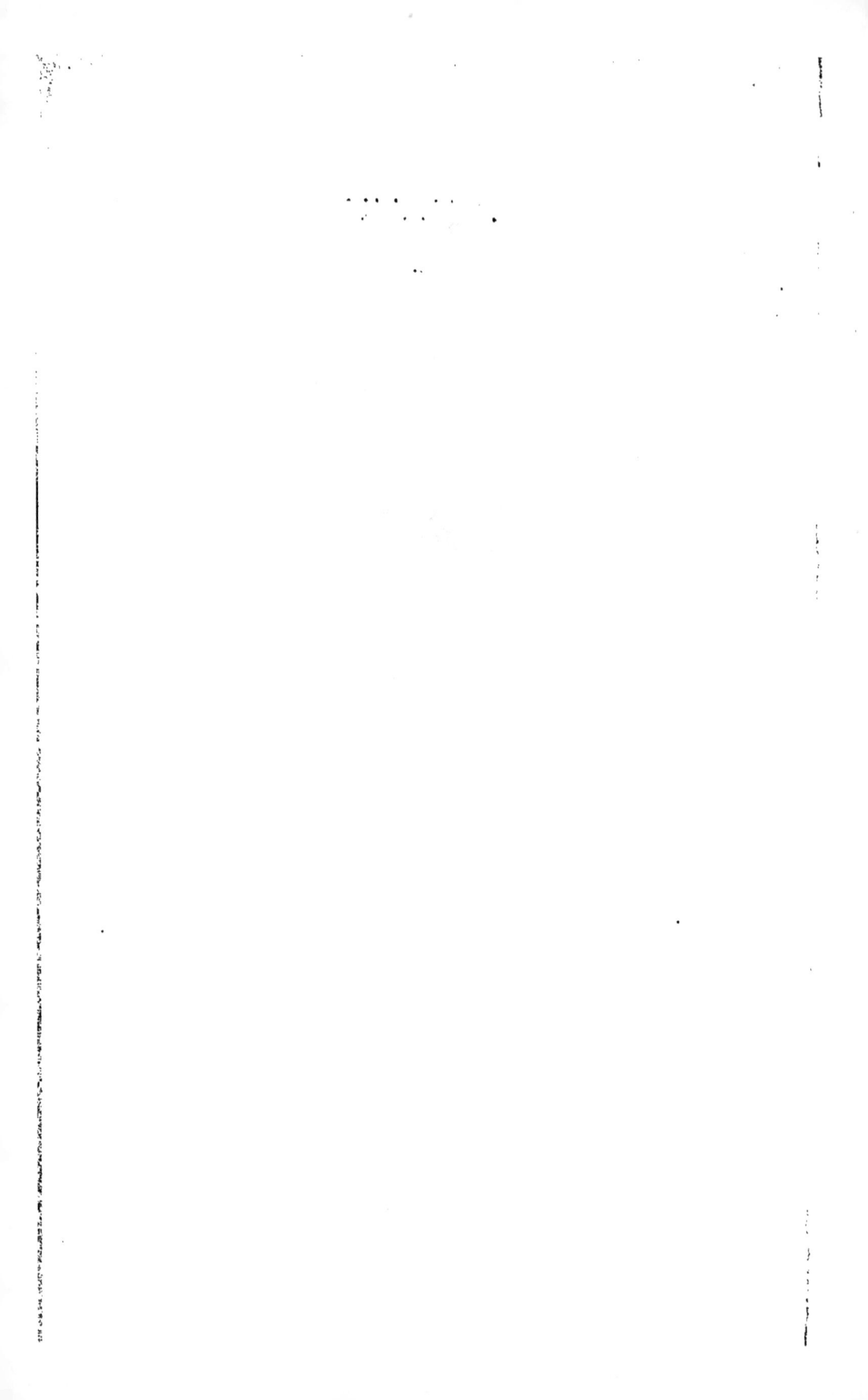

# PREMIÈRE PARTIE

LES DIFFÉRENTES SORTES D'ÉNERGIE. — LE BESOIN EXAGÉRÉ DE PROTECTION. — LA FAILLITE DES EFFORTS. — L'ATONIE INTELLECTUELLE. — L'HÉSITATION. — LA VERSATILITÉ. — DÉFIANCE DE SOI-MÊME. — L'ÉTOURDERIE. — LA MALADIE DU MENSONGE. — LA MALADIE MORALE ENGENDRANT LA MALADIE PHYSIQUE. — LA COLÈRE DES FAIBLES. — LES RÊVES VAGUES. — LA DÉFAITE DE L'AMBITION.

L'énergie adopte plusieurs formes, dont les principales sont :

L'énergie militante.

L'énergie latente.

Nous ne parlerons pas de celle que certains auteurs désignent sous le nom d'énergie nerveuse ; son caractère de spontanéité et d'intermittence la classe sous la rubrique des faiblesses, car elle dépend de la nervosité qui l'a fait naître et meurt avec l'excitation qui l'a causée.

L'énergie se distingue de la volonté en ce sens qu'elle en est la continuation.

C'est l'énergie qui maintient les décisions émises par la volonté ; c'est elle encore qui procure la force de les accomplir.

On donne le nom d'énergie au pouvoir qui nous permet d'apaiser nos passions, en même temps qu'il stimule nos tendances favorables en y ajoutant l'idée de ferme maintien.

C'est une faculté grâce à laquelle il est possible de combattre avec succès les maux causés par les défaillances de l'esprit et l'aboulie passagère de la volonté.

Les résolutions ne sont valables que si l'énergie intervient pour leur imprimer une idée de continuité et donner à celui qui doit la mettre à exécution le courage de persévérer dans ses dessins.

C'est l'énergie qui laisse agir en nous la volonté, en nous donnant le moyen de maintenir la discipline dans nos aspirations et les actes qui en sont le fruit.

C'est encore elle qui nous donne la faculté de résister aux forces hostiles, distillant les miasmes du découragement, en tendant à accréditer en nous la croyance en l'inutilité de l'effort.

Grâce à l'énergie il est possible de faire justice des veuleries qui tendent à neutraliser le projet conçu et laissent glisser en nous ces influences néfastes, qui, si l'on n'y remédie énergiquement, se multiplient à l'infini.

C'est le danger qui guette les natures débiles ; celles qui, le moment venu, ne savent point faire appel à l'énergie ne tardent pas à se laisser influencer par mille soucis négligeables, créant une atmosphère de paresse morale et de nonchalance, qui, bien mieux que n'importe quelle maladresse éloigne le succès.

Les forces hostiles, ennemies de l'énergie, se présentent sous des formes multiples que l'on a classées sous le nom de maladies de l'énergie.

Nous allons nous efforcer d'en signaler quelques-unes ; mais comme cette présentation serait stérile si le remède ne suivait pas de près

la désignation du mal, nous nous proposons de
dire, dans la deuxième partie de ce volume,
par quels moyens il est donné de les combattre
victorieusement.

## Le besoin exagéré de protection

Il se traduit le plus souvent par une véritable
abdication, au profit d'une volonté étrangère,
dont les mouvements se répercutent dans l'âme
débile, comme dans un miroir terni se reflètent
les images qui passent.

On voit très fréquemment ceux qui sont
atteints de cette manie recourir à la protection
de créatures inférieures, pour lesquelles ils n'ont,
la plupart du temps, qu'une amitié vague et
une estime relative.

Qui n'a souffert en voyant la déchéance d'une
vieille parente, soumise à la tyrannie d'une
domestique dont elle n'ignore pas la rapacité,
en même temps qu'elle soupçonne la qualité
du dévouement !

Mais cette servante sait lui épargner des mouvements de volonté, elle sait commander à sa place, prendre des décisions pour elle et lui épargner des efforts que sa paresse morale redoute.

En revanche, elle lui fait mener une existence qui n'est point en rapport avec son rang, elle éloigne ses amis, elle lui impose les distractions qu'elle comprend, elle, en lui interdisant, par son attitude, celles qui, à son avis seraient de nature à la dérober à sa tutelle.

Il arrive parfois qu'elle dépasse la mesure et que la pauvre créature a un sursaut d'énergie. Ah ! comme elle en est vite punie : la mégère feint alors une grande dignité et se retire à l'office, se gardant bien de s'immiscer dans les questions d'ordre habituel.

La solution est presque toujours identique :

La pauvre femme à l'âme débile se voit tout à coup obligée de prendre des résolutions, de donner des ordres, de se débattre au milieu des mille soucis de la vie d'intérieur ; elle voit avec terreur surgir les mille petites complications que le despotisme de la servante et son astuce ont su lui épargner et elle reconnait avec effroi que, si elle a été capable d'un acte d'énergie, il lui sera impossible de le renouveler tout au long du jour, sous mille formes diverses.

Aussi ne tarde-t-elle pas à capituler et l'empire de la servante s'affermit de toute la profondeur de sa faiblesse,

Sous mille aspects différents, nous assistons tous les jours à de pareilles misères, nées du besoin exagéré de protection.

C'est une jeune fille que ses parents ont élevée dans la mollesse et qui, parvenue à l'âge de femme, s'effare des complications de la vie et se range passivement sous les ordres de parents autoritaires, mais protecteurs.

C'est une femme qui, ne trouvant pas en elle l'énergie nécessaire, pour se priver d'une tutelle incessante, n'agit et ne pense que par l'autorité de son mari.

C'est un homme qui habitué dès l'enfance à rechercher la protection de ses parents s'est réfugié plus tard dans celle d'une femme autoritaire, qui assombrit sa vie mais le libère de la nécessité de vouloir.

Ces malheureux, tant que le protecteur existe, mènent une vie falote et dépourvue de joies, mais qu'il vienne à mourir et ces éternels esclaves deviendront des épaves, à moins qu'ils ne soient de nouveau la proie d'intrigants, heureux d'exploiter leur faiblesse.

## La faillite des efforts

On doit la déplorer lorsque les efforts mal équilibrés se gaspillent en tentatives mort-nées.

Les gens qui proclament la faillite des efforts sont de faux disciples de l'énergie, qui prennent beaucoup de peine pour se disperser de tous côtés, sans parvenir à centraliser ni leurs pensées ni leurs actes.

On les compare souvent, non sans raison, à des écureuils, qui tournent éternellement le rouleau de leur cage, en s'imaginant qu'ils effectuent des pas.

Cette maladie de l'énergie n'est pas la moins sérieuse, car il est d'autant plus difficile de la soigner, que les gens ne consentent pas à se déclarer malades.

Il est vrai de dire qu'ils sont parfaitement sincères et qu'ils prennent volontiers leurs gestes inutiles pour des efforts, dont ils se désespèrent de constater l'inanité.

## L'atonie intellectuelle

Poussée au paroxysme, elle confine à la faiblesse d'esprit, car s'il est vrai que la fonction crée l'organe, la non-utilisation de cet organe est une cause certaine d'atrophie.

Aussi n'est-il pas rare de voir ceux qui poussent la négation de l'énergie jusqu'à l'atonie, entrer très rapidement dans la catégorie des déséquilibrés.

En admettant même qu'ils n'en viennent pas là, leur défaut ne leur en constitue pas moins une infériorité sérieuse.

Ils sont dans la situation d'un soldat qui

resterait sans armes, au milieu d'ennemis pour-
vus pour l'attaque.

L'atonie intellectuelle se manifeste par une
disparition complète de l'énergie ; penser est
une souffrance pour ces sortes de malades ;
réfléchir est une impossibilité et agir est une
opération qu'ils effectuent au hasard, en recher-
chant le minimum de gestes et la somme la
moins grande de paroles.

Comme ceux que le besoin de protection
laisse inertes, ils ne prennent une résolution
que si elle est suggérée par un tiers et ils n'hési-
tent pas à se confier à lui pour régler des dé-
marches, dont la pensée seule leur occasionne
une fatigue préventive.

Ils sont également des victimes destinées à
devenir la proie de tous les intrigants, qui vou-
dront bien se donner la peine de les compro-
mettre ou de les ruiner.

## L'hésitation

C'est la maladie la plus commune de l'énergie, car elle accompagne habituellement les autres tares.

Ceux qui en sont atteints en souffrent presqu'autant qu'ils en font souffrir leurs proches.

Il est impossible d'obtenir d'eux une solution quelconque.

Dans les plus petites choses comme dans ce qui regarde les décisions plus importantes, leur hésitation se traduit par une ébauche de résolution aussitôt avortée que conçue. Ils la remplacent immédiatement par une autre qu'ils ne formulent guère plus avant et sautent à une troisième et ainsi de suite.

Quelquefois (et c'est pis encore) ils s'en tiennent à deux solutions qu'ils examinent tour à tour, en ne consentant à en voir que les côtés défectueux.

Si cependant ils se trouvent forcés de choisir,

ils changent immédiatement de tactique et voient seulement dans la résolution qu'ils viennent d'abandonner les côtés séduisants qui la caractérisaient.

On croirait qu'ils en font le prétexte d'une hésitation nouvelle et qu'ils chérissent cet état en le prolongeant à plaisir.

Le propre de cette maladie est de retenir tous les arguments tendant à amener leur renoncement, en négligeant ceux qui pourraient déterminer la décision.

## La versatilité

Elle est très apparentée à la maladie de l'hésitation, mais elle présente cette différence qu'elle n'admet pas l'embarras dans le choix.

Le versatile se décide très vite, il s'enthousiasme même volontiers ; il adopte une idée aussitôt conçue et n'a pas de répit qu'il ne l'ait mise à exécution.

Mais à peine pourrait-il recueillir le fruit de

sa peine qu'il regrette sa décision et se passionne
pour une autre idée.

La versatilité, du reste, n'a rien à faire avec,
la logique ; elle est même son ennemie jurée,
et, la plupart du temps la deuxième résolution
est un démenti flagrant pour la première.

Cela n'inquiète en rien l'homme versatile ;
il ne met aucun amour-propre à soutenir sa
cause et déclare tranquillement qu'il s'est
trompé une première fois ; il affirme alors la
supériorité de la décision suivante et est prêt
à en détailler tous les avantages avec la même
ardeur qu'il a mise à défendre la première.

Il est a peine besoin d'ajouter qu'il la regrette
dès qu'elle a reçu un commencement d'exécution et qu'il se tourne alors vers une autre solution dont il vante les avantages avec le même
enthousiasme.

La vie des gens versatiles est un éternel re-
commencement. Elle diffère de celle des hési-
tants, en ce sens que ces derniers agissent peu
et perdent leur temps en vains scrupules.

Les autres, au contraire, ont à peine esquissé
un projet qu'ils se multiplient pour en amener

l'accomplissement et c'est seulement lorsque tout est fini qu'ils s'en désintéressent pour se passionner ailleurs.

Le résultat, du reste, est exactement le même: le néant des réalisations.

## La défiance de soi-même

C'est une maladie de l'énergie, infiniment plus répandue qu'on ne le pourrait penser.

Elle est un empêchement à toute réussite ; elle est même un sérieux obstacle aux entreprises, car celui qui en est atteint se trouve sans cesse aux prises avec le sentiment de son infériorité.

Il se défie de toutes les initiatives qui viennent de lui et s'affole à l'idée des responsabilités qu'il pourrait encourir. Il en vient à s'engourdir dans l'inertie, plutôt que de prendre une résolution et d'en adopter les conséquences.

Il rentre dans la catégorie de ceux qui ont

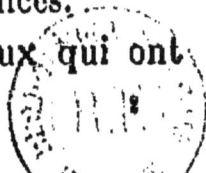

besoin de protection, car il est prêt à accorder facilement sa confiance à ceux qui veulent bien lui donner des conseils.

Il se soumet ainsi à toutes les suggestions, s'impressionnant surtout de la dernière en date, qui, dans le désarroi de sa conscience lui semble toujours la plus favorable ; mais il entreprend rarement de la mettre en pratique, car son horreur des responsabilités et son affaissement moral lui dictent surtout l'inertie.

On pourrait croire que ces malades, si peu confiants en eux-mêmes sont dénués de prétention : il n'en n'est rien. Ils sont, au contraire, tout prêts à s'attribuer un succès qui a été préparé par une intervention étrangère et qui s'est produit malgré leurs tâtonnements et leurs dénégations.

Mais, en admettant cette exception, il est rare qu'elle prenne une marche ascendante, car les fautes d'énergie ne peuvent que difficilement se trouver enrayées ou assez habilement réparées pour amener un résultat.

Aussi voit-on celui qui se défie de lui-même, devenir la proie du découragement, en attendant qu'il devienne celle des intrigants, qui ne manqueront pas de surgir autour de lui.

## L'étourderie

Il est peu de tares aussi sérieuses que celle de l'étourderie dont on sourit volontiers, cependant.

Cela semble tout-à-fait anodin et il est des gens qui mettent même une certaine coquetterie à la déclarer.

Ils disent volontiers : « Oh ! moi je suis tellement étourdi... je ne pense à rien !... j'oublie tout !... je confonds tout !...

A-t-on remarqué que ces gens-là, si bien doués qu'ils soient, connaissent rarement le succès ?

Le fait d'être oublieux de tout et de ne se remémorer des obligations que lorsqu'il n'est plus temps de les accomplir les conduit toujours à la médiocrité, si ce n'est pire.

On a parfois pour eux des trésors d'indulgence et l'on veut bien sourire de leurs manies, sans se fâcher de leurs omissions, mais on se garderait bien de leur donner une mission de confiance et, petit à petit, on les évince de toutes les affaires, craignant avec raison le trouble qu'ils pourraient y apporter, en même temps qu'on se rend compte de l'inefficacité de leur concours.

Cette tare prend uniquement sa source dans le manque d'énergie, qui ne permet pas de rassembler l'attention éparse et interdit l'effort de la pensée.

A force de gaspiller ses idées, l'étourdi finit par n'en plus avoir aucune qui vaille la peine d'être prise en considération et il descend ainsi lentement au désintéressement, car aucune des réflexions passagères qui l'assiègent ne s'installe à demeure dans son esprit, habité par une cohue anonyme, qu'il ne peut considérer et qu'il laisse défiler dans l'indifférence, sans chercher à en reconnaître quelques-unes au passage.

## La maladie du mensonge

Ceci est une phobie bien connue des spécialistes. Lorsque la détente de l'énergie est complète, il se fait dans l'esprit du défaillant un
tel vide qu'un effort considérable devient nécessaire pour amener les pensées dans la direction
que l'on voudrait leur imprimer.

C'est alors que le malade a recours, pour
s'épargner la peine de penser, à ces mensonges
stupides qui stupéfient toujours les gens sensés,
car ils sont sans but et n'ont même pas une
raison d'intérêt, si mince soit-elle.

On voit des gens dire qu'ils sortent de telle
maison, alors qu'ils n'ignorent pas que les gens
auxquels ils s'adressent viennent de les voir
sortir de telle autre.

Il en est qui déclarent n'avoir pas quitté
leur chambre alors qu'ils ont fait, au vu et au
su de tout le monde une grande promenade.

On en a vu enfin, qui s'accusaient d'un vol

qu'ils n'avaient pas commis et dont, plus tard, on découvrait l'auteur véritable.

Tous ces mensonges prennent leur source dans une défaillance extrême de l'énergie.

Plutôt que de se résigner à faire l'effort nécessaire pour se rappeler leurs actes, les menteurs par faiblesse préfèrent dire la première chose qui se présente à leur esprit : leur veulerie morale leur interdit de comprendre la vilenie de leur acte et leur paresse leur fait trouver commode de ne point réfléchir.

Il se mêle aussi, dans leurs déclarations un calcul, à la base duquel on trouve toujours la lâcheté morale. Ils se disent :

« Si je m'astreins à dire la vérité, il faudra que je fasse des efforts d'imagination pour la rétablir ; si j'avoue que j'ai fait un voyage, je devrai entrer dans des détails dont le rappel sera un travail ; il est donc préférable que je réponde n'importe quoi : c'est ce qu'ils font.

Quant à ceux qui préfèrent avouer un crime qu'ils n'ont pas commis, le cas, pour être plus rare, n'en est pas moins assez fréquent.

Il ne faut voir encore dans ce mensonge qu'une

énorme faillite de l'énergie et une telle horreur
de l'effort que les malades préfèrent avouer tout
ce qu'on veut leur faire dire, plutôt que d'avoir
à prouver leur innocence.

## La maladie morale engendrant la maladie physique

Il est un fait reconnu depuis longtemps : la
volonté de se bien porter est un adjuvant pré
cieux dans la conquête de la santé.

On peut remarquer, du reste, combien il est
rare que des gens malsains d'esprit possèdent
la santé physique.

La plupart des médecins spécialistes s'accor-
dent pour convenir de la mauvaise santé du
corps des malades dont ils soignent l'esprit.

Il y a à cela plusieurs raisons, découlant
toutes du manque d'énergie, dont l'absence
concourt au malaise physique.

Il faut compter d'abord les déséquilibrés vo-
lontaires, tels que les fumeurs, les opiomanes, les

morphinomanes, les cocaïnomanes, etc..., etc...

Ceux-là en détraquant leur esprit, disloquent leur santé et deviennent des malades physiologiques après avoir été des sujets relevant du médecin des maladies mentales.

Il n'est aucun d'eux qui ne connaisse son état et qui n'en souffre, mais il leur est impossible de trouver en eux l'énergie qu'il leur serait nécessaire de déployer pour s'arracher à leurs habitudes funestes.

On doit citer ensuite ceux qui se laissent envahir par la maladie, faute de l'énergie qu'il leur faudrait produire pour se soigner.

D'autres encore, végétent misérablement, rongés par un mal que quelques heures d'énergie leur permettrait de supprimer, en se soumettant à une opération nécessaire.

Certaines gens manquent de force pour résister à une vie de plaisirs, dont l'abus entame leur vigueur ; d'autres ne savent pas résister à l'attrait de la boisson ; il en est qui n'ont pas l'énergie de réglementer leur gourmandise et souffrent pendant la plus grande partie du jour de maux d'estomac, causés par les habitudes de gloutonnerie qu'ils n'ont pas la force d'enrayer.

Il en est, enfin, dont la paresse physique est telle qu'ils négligent tous les soins de l'hygiène la plus vulgaire.

Tous ceux que nous venons de citer pêchent par un seul défaut : le manque d'énergie, tare morale, qui, si on n'y remédie pas, a vite fait d'installer près d'elle sa compagne ordinaire : la maladie physique.

## La colère des faibles

Ceux qui manquent d'énergie seulement se trouvent soumis à la tyrannie de la colère.

Ils s'y livrent d'autant plus volontiers qu'ils en retirent un soulagement passager, car ils ne trouvent pas en eux la force de dompter leurs mouvements instinctifs.

Ils aiment encore à se faire illusion, s'imaginant que ces grands éclats en imposent autour d'eux, en leur donnant de l'autorité et en les faisant craindre de leurs pro~hes.

Ils parviennent presque toujours au résultat contraire, car la colère est une faiblesse qui n'exclut pas les autres et tout le monde sait que les résolutions prises dans un moment d'irritation, ont bien peu de chances d'être exécutées.

Les gens dont l'énergie ne se manifeste que par intermittence et sous l'empire d'un moment de courroux sont donc en réalité des faibles, atteints d'un genre de maladie spécial, classé sous la rubrique générale des maladies de l'énergie.

Ne leur en déplaise, leurs grands éclats fugaces n'effraieront jamais personne et ils seront toujours sous la dépendance des fourbes qui feindront de les craindre afin de les flatter et parviendront, l'accès passé, à obtenir d'eux toutes les capitulations.

## Les rêves vagues

C'est l'état de veulerie que l'on n'avoue pas.

Au lieu de réagir, on se réfugie dans le prétexte d'une rêverie, colorant d'un jour poétique les incohérences et les défections de la volonté.

Les rêveurs habituels sont toujours des malades de l'énergie, car leurs méditations prennent rarement une forme décisive.

Leurs pensées errent dans leur cerveau comme des nuages dans le ciel, prenant successivement tous les aspects et passant insensiblement d'une forme humaine à celle d'un objet ou d'un animal.

Le plus souvent le rêveur ne prend même pas la peine de définir la silhouette de ses pensées ; il les contemple avec la même indifférence qu'il mettrait à considérer la nuée, s'amusant simdlement du déplacement et de la mutation des formes, sans prendre la peine de les assimiler à une chose connue.

On peut s'imaginer combien cette habitude est funeste à la conservation et à la production de l'énergie.

Aussi le rêveur est-il incapable de prendre une résolution ou de réfléchir avec fruit.

Dès qu'il veut se recueillir, ses pensées se diluent et se meuvent dans sa cervelle à l'état de fantômes insaisissables, dont la poursuite lui cause une si terrible effort, qu'il préfère y renoncer.

Mais, la plupart du temps, sa tare elle-même l'exempte de souci, car au bout de très peu d'instants, il se trouve transporté loin de l'objet sur lequel il a résolu de méditer et voyage, à la suite de pensées embryonnaires, sur un océan d'idées informes et de visions aussi ténues que chaotiques.

## La défaite de l'ambition

C'est là où aboutissent toutes les maladies de l'énergie.

« La vie, dit Yoritomo (1), est comme un escalier géant ; celui qui ne désire pas toujours monter est en grand danger d'être forcé de descendre, car il aura peine à se maintenir en place, sous la ruée de ceux qui se précipitent vers les faîtes ».

C'est l'énergie seule qui permet de faire sa trouée au milieu de tous ceux qui veulent escalader l'escalier de la fortune.

Ceux qui se targuent de modestie et ne cherchent pas (ostensiblement, tout au moins) à se mêler à la foule sont rarement sincères.

On doit se défler de la vérité du mot « modestie », il cache parfois une défaillance de l'énergie qui se traduit, non par le manque d'ambition, mais par la faillite du vouloir.

Le renom de modeste est trop souvent recherché par l'ambitieux impuissant, qui, devant les défaites nombreuses qu'il enregistre, affecte de dédaigner le combat.

IL FAUT ÊTRE AMBITIEUX, de même QU'IL FAUT ETRE ÉNERGIQUE ; ceux qui ne ressentent

---

(1) L'Énergie en 12 leçons. Éditions Nilsson.

pas le désir de s'élever sont ceux qui savent quelle est leur incapacité et ne sentent pas la force de déployer une énergie bienfaisante pour la combattre.

L'humilité n'est plus de notre époque ; c'est l'écho d'une doctrine qui pût avoir sa beauté jadis, mais qui, à l'époque présente, est une marque de faiblesse et d'infériorité.

On doit être un énergique avant tout.

Les aspirations doivent se tourner d'abord vers l'acquisition de cette faculté.

Plus tard, on s'efforcera de canaliser cette énergie vers le bien, ou plutôt vers le mieux, en s'appliquant à la produire sous la forme qui peut être le plus utile aux réalisations désirées.

L'énergie militante ne cédera la place qu'à sa sœur, moins brillante, mais tout aussi appréciable, qui est l'énergie latente, c'est-à-dire celle qui permet de trouver en soi la force de l'expectative.

La conquête de la maîtrise de soi ne sera complète que lorsqu'on saura faire un usage judicieux de ces deux forces.

C'est ce que nous allons essayer d'indiquer

dans la partie suivante de ce volume, en nous
efforçant de mettre en pratique la théorie du
semeur, qui, avant de confier son grain à la
terre, commence par la débarrasser de l'ivraie
et des plantes parasites qui l'envahissent.

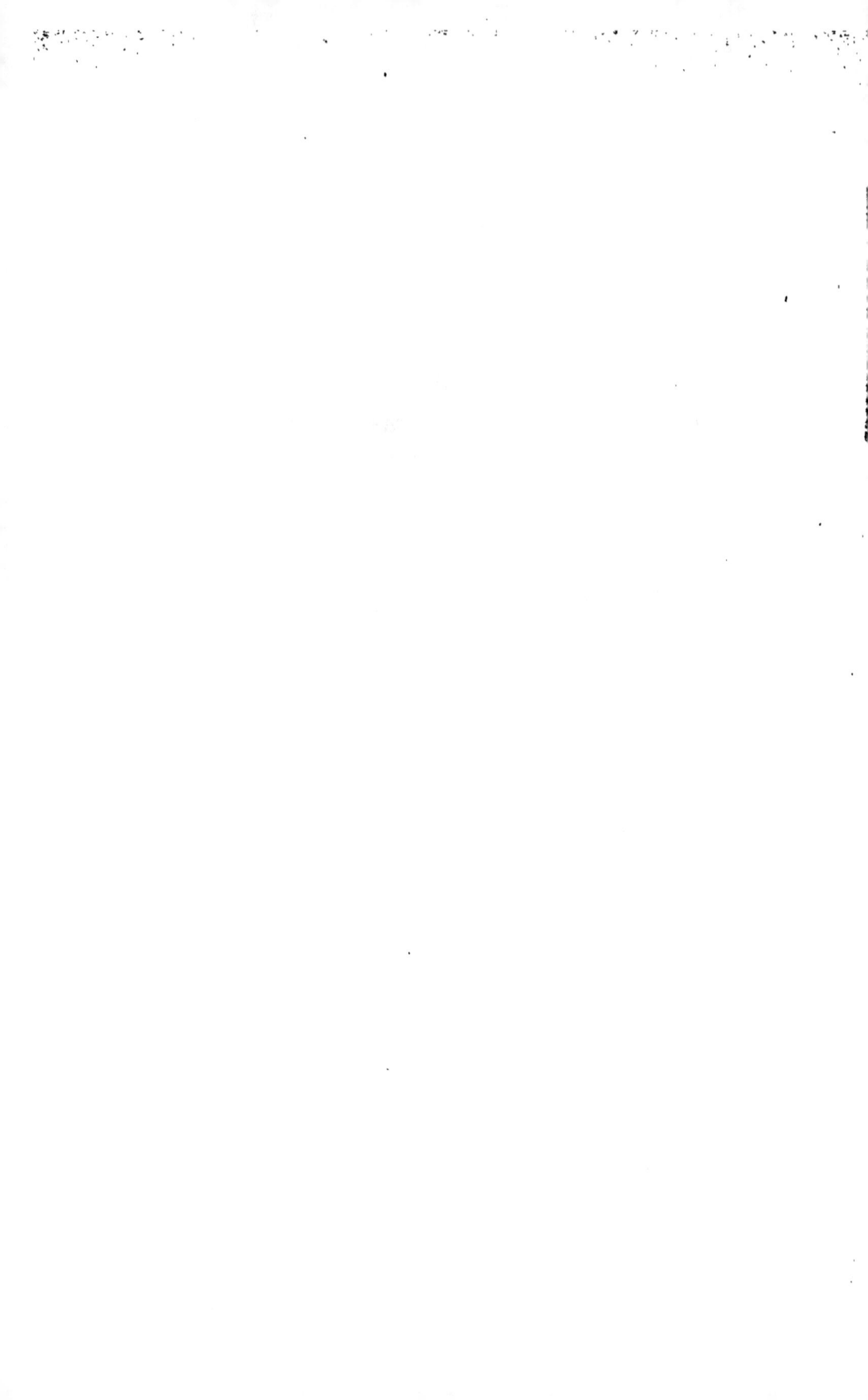

# DEUXIÈME PARTIE

## MOYENS A EMPLOYER POUR DOMPTER LES MALADIES DE L'ÉNERGIE

### Le besoin exagéré de protection

Il est parfois difficile à ceux qui souffrent de cette maladie, de trouver en eux la force de réagir et ceux qui voudraient les y aider, malgré qu'ils soient animés des meilleures intentions, savent rarement éviter de heurter les maniaques, dans le sentiment qui fait l'objet de leur défaut.

Leur démontrer leur état de dépendance est généralement la première préoccupation des guérisseurs ; ceci est une grosse faute, car elle engendre une complication inévitable : la dissimulation.

Le défaillant de l'énergie se trouve parfois

3

assez clairvoyant pour comprendre les humiliations auxquelles son état de faiblesse le soumet;
il se l'avoue à peine à lui-même, car cette constatation serait le point de départ d'une série
de gestes qu'il n'a pas le courage de produire.

D'autres fois, tout en admettant la morti-
fication de son état de tutelle, il se trouve
effrayé devant les responsabilités qui lui incom-
beraient, s'il devait chercher à le faire cesser.

La conclusion de ces réflexions est toujours
la même ; la stagnation, c'est-à-dire l'accepta-
tion de ce qu'il ne se sent pas la force d'empêcher.

Cependant son âme débile ne lui permet pas
de subir cet état de dépendance sans en souffrir
et il ne peut éviter de s'en plaindre.

Alors, si les aspirants guérisseurs ne sont pas
des psychologues, les faits suivants ne manquent
jamais de se produire :

Devant les plaintes, très motivées de l'opprimé
ils éprouvent un sentiment de révolte, qu'ils lui
font d'abord partager et ils avisent avec lui aux
moyens de secouer le joug qui l'importune.

S'ils ne savent pas immédiatement le rem-

placer ou lui en donner l'illusion, le malade,
livré à lui-même se trouvera bientôt dans un
tel état de désarroi. qu'il ne songera plus qu'à
retomber sous la tutelle qui pourtant, lui semble
par moments bien importune, mais lui apporte
un apaisement, en l'enveloppant d'une protection tangible.

Aussi, s'il n'a pas la force de retenir ses plaintes,
se surveillera-t-il désormais dans l'étalage de ses
griefs.

Tant qu'il ne s'agira que d'apitoyer les gens
sur la façon cavalière dont on agit avec lui il
sera sincère, mais dès qu'il verra poindre en
eux le désir de l'aider à s'affranchir, il se con-
tredira, afin de ne point se trouver partagé
entre la nécessité de résister aux conseilleurs
et celle de secouer l'influence qui le domine.

Pour éviter cette alternative, il en viendra
même à excuser le despotisme le plus apparent
et à dissimuler ses humiliations à ceux qui ont
entrepris de les faire cesser, quitte à soulager
sa faiblesse en se plaignant amplement aux
indifférents, qui n'ont aucunement l'intention
de lui faire commettre un acte d'énergie.

Pour guérir ces malades et les soustraire à une situation qui peut être dangereuse pour les intérêts de leurs proches, il n'est qu'un moyen, c'est d'amener le maniaque à faire acte d'autorité sans qu'il s'en doute.

Il serait maladroit, pourtant de lui faire immédiatement remarquer le geste qu'on l'a décidé à produire.

Les malades atteints du besoin de protection sont comme les enfants qui essaient leurs premiers pas : tant qu'ils croient à l'appui d'une main étrangère, ils marchent sans trébucher, mais dès que la main qui semblait les soutenir, sans cependant les toucher s'éloigne, le sentiment de leur solitude les étreint, ils chancellent et ils tombent immédiatement.

Comme eux les malades dont nous parlons ont surtout besoin de l'illusion de la protection ; ce n'est que lorsque la guérison sera complète et qu'ils seront bien convaincus de leurs capacités qu'il sera prudent de les laisser les mettre en pratique, sans feindre de les secourir.

## La faillite des efforts

Il est nécessaire d'apprendre la pratique de l'énergie à ceux qui ne la connaissent pas, ou, qui pis est, la connaissent mal.

Les efforts dispersés sont aussi nuisibles que l'abstention causée par la veulerie.

Ils sont, du reste, un signe évident de faiblesse, car la coordination et la réglementation des efforts est un des principes les plus sérieux de la conquête de l'énergie.

On pourrait comparer certaines gens à des coureurs se dirigeant vers un même but ; tandis que l'un, après avoir pris connaissance de l'orientation et repéré les difficultés de la route, partirait sagement ménageant son souffle lors de la montée, accélérant sa marche en terrain plat en profitant de tous les raccourcis, l'autre s'élancerait en courant si fort qu'il dépasserait les chemins où il doit bifurquer, perdrait un temps infini à les retrouver, se mettrait de nouveau

à courir, quitte à s'arrêter à bout de souffle,
pour recommencer à galoper sans tenir compte
de l'ardeur du soleil qui le forcerait à une nouvelle sieste et sans voir les raccourcis qui peuvent lui éviter une fatigue inutile.

Et lorsqu'au bout de la journée, il apercevrait
de loin son concurrent, atteignant sans se presser
le terme de la course, devrait-on l'approuver
s'il revendiquait le prix, sous le prétexte qu'il
a fait plus de chemin que lui ?

Pour prévenir la faillite des efforts, généra-
trice ordinaire de découragement, il n'est d'autre
remède que l'ordre dans les idées et la sage dis-
tribution des efforts.

On se contraindra d'abord à agir posément ;
c'est là le point principal. L'Energie est surtout
faite de placidité.

Il faudra encore bien se garder d'entreprendre
deux choses à la fois et s'en tenir rigoureusement
à celle que l'on a commencée.

Les efforts dispersés se neutralisent les uns
les autres ; la concentration seule donne des
résultats appréciables.

## L'atonie intellectuelle

Elle est souvent le résultat du gaspillage des efforts ; à la suite d'échecs répétés, on en arrive à désespérer, on dit : « Rien ne me réussit » et l'on s'enlise dans une paresse morale, qui détermine l'incurie physique.

Le remède est pareil à celui qu'il faut employer pour guérir ceux que tourmente le besoin de protection.

Il s'agit de faire comprendre aux malades le bien-être moral causé par un retour d'énergie, tout en évitant de leur démontrer qu'il faut la produire, car cette pensée seule, les empêcherait de rien entreprendre.

C'est par petites doses qu'on leur insufflera la force qui leur manque ; c'est en les mettant dans la nécessité d'accomplir un acte de volonté dont les suites leur seront agréables, qu'on leur démontrera que l'énergie peut donner des satis-

factions que l'atonie ne leur fera jamais connaître.

En même temps, on leur épargnera les efforts
trop évidents, les résolutions trop décisives, la
fatigue d'esprit trop souvent renouvelée.

C'est en leur faisant épeler l'alphabet de
l'énergie comme on enseigne les lettres aux
petits enfants, que l'on parviendra à les faire
sortir de leur état d'aveulissement et que l'on
évitera pour eux le déséquilibre moral, qui les
guette et ne manquerait pas de les atteindre.

## L'hésitation

C'est de toutes ces phobies la plus difficile
à guérir, car elle est la résultante de maintes
défaillances morales, qui l'ont provoquée et
l'éternisent.

Elle doit être soignée par les exercices physiques qui sont propres à régénérer les forces
affaiblies et c'est seulement lorsque la faiblesse

corporelle aura disparu qu'il sera possible de combattre la tare morale.

Le mieux est d'éviter de laisser voir au maniaque qu'il doit prendre une décision et de la lui imposer sans qu'il s'en doute.

Il sera adroit de le féliciter de la résolution prise comme si elle venait de lui ; cependant ceci devra être fait avec la plus grande délicatesse, afin qu'il ne s'aperçoive pas de la supercherie.

L'important est de lui démontrer que le fait de se décider n'implique pas une grande responsabilité et que pour prendre une résolution, il n'est pas besoin de déployer une énergie considérable.

On évitera aussi de faire ressortir les inconvénients de la décision qu'il aura choisie et on le félicitera d'avoir su éviter de prendre une résolution contraire.

Il s'agit donc de lui démontrer les bienfaits de la volonté arrêtée, en n'ayant pas l'air de douter qu'il puisse y trouver un effort.

# La versabilité

On soignera aussi la versatilité par les moyens physiques destinés à corser l'énergie.

Le raisonnement, dans les premiers temps surtout, a peu de chose à faire avec les maniaques atteints de versatilité.

Ils sont sans vergogne et répondront très bien : « C'est vrai, cela me plaisait hier, mais cela ne me platt plus aujourd'hui. »

Si l'on insiste ils diront encore : « Je ne sais pour quelle raison c'est ainsi, mais c'est cependant comme cela. »

Le mieux est donc de songer à affermir leur énergie par les moyens ordinaires : exercice modéré, respiration profonde, un peu de marche, quelques promenades au cours desquelles on s'efforcera de les empêcher de changer de direction vingt fois pour une, enfin quelques épreuves les obligeant à des mouvements raisonnés et suivis.

On ponctuera ces exercices, de conversations destinées à affermir la fixité du choix et on s'appliquera à les forcer à maintenir les résolutions prises.

On leur imposera, en ce qui regarde certains objets qu'ils convoitent, un léger travail de volonté pour en obtenir la possession et on ne les laissera pour rien au monde les abandonner en faveur de ceux qu'ils ont d'abord dédaignés.

Le malade, atteint de versatilité ne doit pas voir ses vœux trop facilement exaucés ; c'est la trop grande promptitude de ses décisions qui, en lui rendant le choix douteux, lui laisse des regrets concernant l'objet choisi.

Il l'abandonnerait moins vite si sa possession lui avait coûté plus de peine et il serait moins prompt à changer de fantaisie, si pour obtenir chacune d'elles il devait se préparer au stage d'un long désir.

## La défiance de soi-même

La cure de cette maladie consiste surtout à enregistrer, en les grossissant, les succès du maniaque en atténuant ses défaillances.

C'est en faisant ressortir ses mérites et en lui donnant, au besoin, l'occasion de les mettre en lumière que l'on parviendra à réconcilier le défiant avec lui-même.

Cependant, avant de songer à entreprendre sa guérison, il sera bon de connaître les origines de cette défiance.

Elle peut avoir des sources multiples.

C'est quelquefois une timidité exagérée.

D'autres fois elle prend sa source dans une vanité spéciale, qui, plutôt que de ne pas briller au premier rang, préfère se tenir dans l'ombre.

Parfois encore la défiance provient d'un insuccès précédent.

Il est donc nécessaire d'approfondir la cause

de ce manque de confiance en soi, avant de songer à y remédier.

Si elle est due à la timidité, il faudra d'abord songer à battre cette tare en brèche, avant de chercher à inculquer au timoré les principes de confiance qui doivent le régénérer.

Si c'est la vanité qui cause la défiance, on la combattra en prouvant qu'un échec ne peut porter atteinte à la réputation d'un homme d'énergie ; ce n'est pas le manque de réussite, c'est le néant des entreprises qui est honteux au premier chef. Il y a plus de gloire pour celui qui échoue après de louables efforts que pour celui qui se déclare vaincu avant de commencer la lutte.

C'est donc en excitant l'orgueil que l'on parviendra à vaincre la vanité, qui n'en n'est que la caricature.

Si la défiance vient d'un insuccès, on s'appliquera à en découvrir les causes et on s'efforcera de prouver au maniaque qu'elles sont dues à des influences étrangères et qu'à sa place, tout le monde aurait échoué comme lui.

Enfin on mettra tout en œuvre pour rehausser

le défiant à ses propres yeux, en le mettant en garde contre le doute de soi, la timidité et la modestie qui sont les fausses vertus, derrière lesquelles s'embusquent la faiblesse et la sotte vanité.

## L'étourderie

Ce n'est qu'à l'aide d'exercices savamment dosés qu'il sera permis de combattre l'étourderie.

Les exercices en usage pour conquérir l'énergie seront imposés à l'étourdi.

On lui fera compter à plusieurs reprises les grains de plomb contenus dans un récipient de petit calibre.

On le chargera de rapporter plusieurs objets et on l'enverra chercher *un à un* ceux qu'il aura oubliés.

Sur une surface plane, on tracera un grand cercle et on le priera de compter les points tracés dans ce cercle.

Lorsque son énergie commencera ainsi à reparaître, on entreprendra alors la cure morale :

On lui fera faire, le soir venu, une récapitulation exacte de tout ce qu'il a fait dans la journée.

Pour commencer, il suffira de lui faire mentionner les faits.

Au bout de quelques jours, on exigera l'ordre chronologique.

Puis on passera au détail ; il devra se rappeler le contenu d'une lettre reçue, sa réponse, ses conversations, etc...

Ensuite il devra confesser ses omissions et, s'il est sincère, l'ennui et l'humiliation de sa légèreté auront tôt fait de l'aider à s'en corriger.

## La maladie du mensonge

On la soigne aussi pas les exercices réconfortants dont nous avons parlé, car, ainsi que les autres tares, elle provient d'une faiblesse do volonté qu'il faut d'abord combattre, avant de s'attaquer à l'autre ennemi.

Dès que le malade se trouvera un peu réconforté, il sera temps seulement de chercher à le détourner de son habitude aussi puérile que stupide.

S'il est possible de le laisser s'enferrer dans son mensonge, on n'y manquera pas d'abord et, au besoin on l'y aidera, ne serait-ce que pour lui prouver qu'il atteint un but opposé à celui qu'il vise.

En effet, en se livrant au mensonge, le maniaque y voit la plupart du temps le moyen de ne pas penser ou de s'éviter un effort de mémoire.

Il est donc bon de le battre avec ses propres armes en lui démontrant que sa manie de mensonge lui cause plus de tracas et lui fait faire une plus grande dépense d'efforts que la recherche de la vérité.

La constatation de ce fait aura plus d'influence sur ses décisions que les plus spécieux raisonnements.

Plus tard lorsque son énergie reparue lui

permettra la réflexion, il comprendra la sottise
de sa conduite et se troublera encore au souve-
nir des ennuis qu'elle lui a causés.

## La santé morale et la santé physique

Nous savons quel rôle joue la culture mentale
dans la santé physique ; nous n'ignorons pas
que la plupart des tares morales engendrent
des désordres physiques, qui ne peuvent être
guéris par une médication uniquement corporelle.

A notre époque, le médecin du moral joue un
rôle important dans la conquête et le maintien
de la santé du corps.

Nous avons vu plus haut que dans les cas
de déséquilibre moral, l'exercice physique exerce
une influence des plus salutaires, car sous l'influence d'une bienfaisante lassitude, les nervo-
sités perdent de leur acuité et le soulagement

qu'on en ressent permet à l'esprit de s'ouvrir à l'influence du raisonnement.

Les conditions de la vie moderne aident à la production des phénomènes provenant de la faiblesse nerveuse, car l'agitation est le lot de la plupart des gens, qui se multiplient pour mener de front les affaires et les plaisirs.

A ce jeu les forces s'anémient et la vigueur morale disparaît dans le naufrage de l'énergie.

C'est donc cette faculté qu'il est essentiel de faire renaître pour éviter l'apparition de la dépression nerveuse, productrice de la plupart des maladies que nous avons citées au cours de cet ouvrage.

Celui qui tient à la conserver intacte, aussi bien que celui qui désire la reconquérir, devront donc combiner étroitement les exercices physiques avec les pratiques de l'entraînement mental, s'ils veulent obtenir une harmonie parfaite entre leur corps et leur esprit.

Ils seront certains alors de posséder une âme saine, capable de surmonter les assauts de la douleur morale, et de supporter, dans la plus large mesure les souffrances corporelles qu'une hygiène bien comprise rendra de moins en moins fréquentes.

De toutes les causes physiques, amenant la dépression morale, c'est le surmenage qui tient la tête.

Une lampe entretenue à son plus haut degré d'intensité, dit Harold Manfield, durera moins que celle dont une main économe aura ménagé la lumière, soit en la modérant, soit en la supprimant dans les instants où elle est inutile, pour la rallumer dès qu'il en est besoin.

Nous sommes semblables à cette lampe ; si nous laissons notre corps et notre cerveau développer une activité constante, la combustion se fera plus rapidement et, si nous ne savons pas par l'exercice physique, alimenter nos forces mentales, nous ne tarderons pas à les voir pâlir et s'éteindre.

C'est ce qui arrive à beaucoup de ceux qui ont consumé leurs forces physiques dans une activité mal comprise ; la nature malmenée se venge et la force, si follement dispersée, ne tarde pas à disparaître, pour faire place à un abatte-

ment que l'énergie absente ne peut plus combattre.

Il est donc indispensable de maintenir le
corps en bon état pour éviter d'influencer
fâcheusement le moral, car c'est lui qui dicte
les résolutions destinées à enrayer les abus, à
régler les plaisirs, à modérer la gourmandise
et à maintenir l'hygiène, qui est la grande régu-
latrice des fonctions physiques et morales.

## Contre la colère

Il est à peine besoin de le dire : la colère est
une faiblesse, qui, si elle prend les proportions
d'une manie habituelle, doit être traitée comme
une maladie provenant d'une faillite de l'énergie.

On tâchera de rétablir l'équilibre à l'aide
d'une hygiène bien comprise et soigneusement
observée, puis on aura grand soin d'éviter les
occasions d'irriter le malade.

Dès que les accès se produiront, on affectera

de ne rien lui répondre et de le laisser seul en disant une phrase qui équivaut à ceci : « Vous êtes ennuyeux ». On se gardera bien de prendre ces accès au tragique ; ce serait flatter la manie du malade et l'engager à retomber dans un défaut, en lui donnant une importance qui flatterait la vanité, tapie au fond du cœur de tous les faibles.

On se bornera à hausser les épaules et à sortir. La solitude est le meilleur calmant pour les gens colères ; dès que leur irritation n'a plus de témoins, elle tombe d'elle-même, faute d'aliments.

On voit rarement un solitaire se livrer à des gestes de colère ; pour en arriver là, il faut qu'il ait un témoin, dont la présence excite sa vanité ou sa rancune.

Il est encore essentiel de ne pas oublier ce principe très connu : La colère subit toujours un crescendo provoqué par les gestes qu'elle déchaîne.

Des psychologues en ont souvent fait l'expérience : Les gestes tendent à suggérer les sentiments qu'ils interprètent. Ceux de la colère ont donc pour effet d'accentuer le courroux de celui qui s'y livre et en l'isolant on parvient à atténuer la violence de l'accès.

Il faut compter encore avec le sentiment du ridicule qui saisira le maniaque en se voyant négligemment laissé de côté et traité comme un simple ennuyeux.

Plutôt que de subir souvent cette humiliation, il réfléchira, ses accès s'espaceront et finiront par s'atténuer, si l'on veut bien maintenir cette méthode, aussi longtemps qu'il en sera besoin.

## Les rêves vagues

Lorsque cette habitude est enracinée, elle indique une défaillance certaine de l'énergie.

Les hommes d'action n'ont jamais été la proie de ces sortes de prostration que l'on désigne poliment sous le nom de rêveries vagues ; elles sont le fait des paresseux, des inutiles et des hâbleurs, qui sous le couvert du mot rêverie, dissimulent une paresse non avouée et une iner- tie morale dont ils sont les premiers à rougir.

Il s'agit donc, pour ceux-là encore de joindre le traitement physique au raisonnement, pour leur donner les moyens de résister à leur veule- rie.

Ensuite on songera à les traiter par la méthode mentale.

Le moyen le plus certain est de les forcer à fournir un travail intellectuel ; si cela ne pouvait se faire, on devrait leur créer un sujet de préoc- cupation véritable. Il faut à tout prix chercher à éveiller dans leur âme un sentiment d'inquiétude, de désir, d'émulation, de crainte ; c'est la réalité seule qui chassera les fantômes et c'est un souci pressant qui débarrassera leur esprit, en substi- tuant des formes tangibles à celles qui le visitent d'ordinaire.

Dès que le corps et l'âme des rêveurs vagues seront suffisamment fortifiés on songera — mais seulement alors — à transformer leurs inquié- tudes en soucis intéressants ; on leur inculquera le goût de l'étude, des recherches, on leur contruira un programme qui ne laissera aucun temps disponible pour la rêverie : l'énergie reconquise fera le reste.

## La défaite de l'ambition

Elle ne sera jamais définitive si l'on sait orienter les pensées comme elles doivent l'être.

On démontrera au découragé que le manque d'ambition et le dégoût des efforts n'impliquent pas la quiétude.

A part quelques exceptions, il est nécessaire d'avoir une ambition, si mince soit elle, et, il faut bien l'avouer, ce ne sont pas toujours celles de plus modeste envergure, dont le but est atteint le plus facilement.

Dans toutes les situations l'effort est indispensable ; il s'agit donc de le rendre aimable au lieu de le faire rébarbatif.

Tout être dans ce monde a une ambition et ceux qui se targuent de n'en pas avoir en ont une quand même : celle de la tranquillité et de la paresse.

Mais n'est pas paresseux qui veut ; c'est un misérable luxe que personne ne peut s'offrir d'une façon intégrale.

L'activité est la raison de vivre de chacun et ceux qui la gaspillent à des inutilités se privent du bonheur le plus grand qu'il soit possible de connaître : la joie d'une réalisation longtemps caressée.

La guérison de la faillite de l'ambition, comme celle des maladies de l'énergie, n'est donc qu'une étude à faire.

Comme dans les autres cas, la suggestion morale vaincra les veuleries en modifiant la pente des idées et en les entraînant vers un autre courant mental.

« Se comporter comme si l'on était tel qu'on désire l'être et désirer se rapprocher le plus possible de l'idéal des qualités viriles, » telle doit être la pensée que suggèreront, à leurs élèves, tous les psychologues désireux de voir l'harmonie générale s'établir par la vertu de l'énergie reconquise.

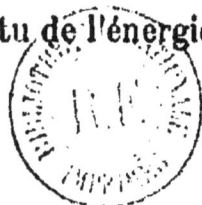

# TABLE DES MATIÈRES

## PREMIÈRE PARTIE

# DEUXIÈME PARTIE

LOUIS FARAN

# LE MARIAGE

~~~~~~~~~

D' P. DE RÉGLA

# LA FEMME

~~~~~~~~~

Ces deux volumes mettent la philosophie du **Mariage** et celle du caractère de la **Femme** à la portée de tous, corroborés par des renseignements historiques et scientifiques du plus haut intérêt.

B. DANGENNES

# LA VOLONTÉ

~~~~~~~~~

Nous renseigne d'une façon parfaite sur un des grands principes de la philosophie physiologique.

*Beaux volumes in-18, avec couverture rempliée*

🜊 🜊 🜊

Prix de chaque volume : 1 fr. 50

~~~~~~~~~

En vente chez tous les libraires et aux ÉDITIONS NILSSON
73, boulevard Saint-Michel, PARIS

Etampes. — Imp. LA SEMEUSE

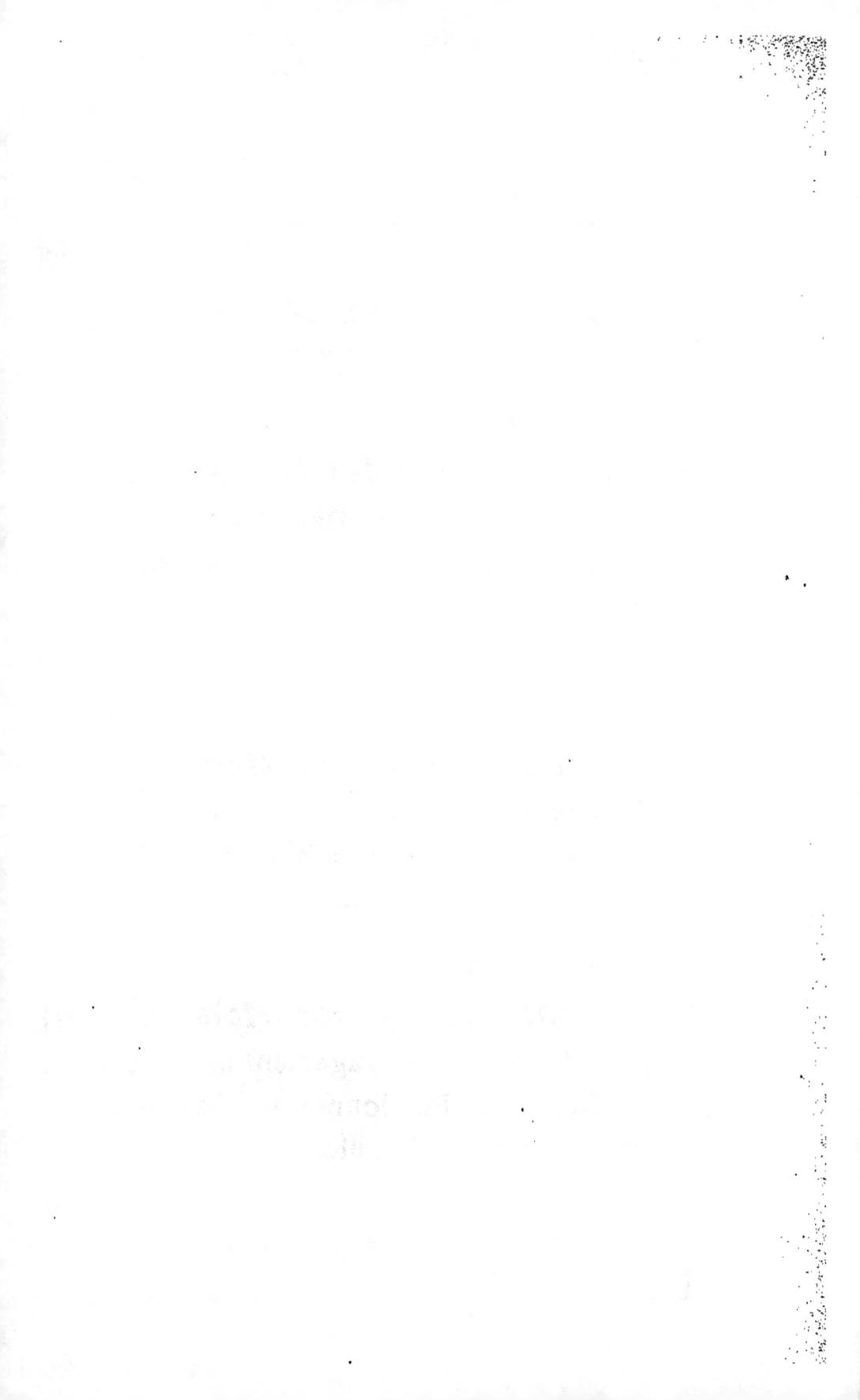

# DANS LA MÊME COLLECTION

### D. STARK

**Comment Guérir les Maladies de la Mémoire.** — Les Défaillances. — Le Mirage des Souvenirs. — Absence du Mot, etc., etc.

### Clément GOH

**Comment Guérir les Maladies de l'Aplomb.** — La Vanité excessive. — La Fausse honte. — Le Pessimisme, etc., etc.

### Clément GOH

**Comment Guérir les Maladies du Jugement.** — Le Jugement et l'Opinion. — Jugement Passionnel. — Les Défauts de Caractères, etc., etc.

Chaque volume prix : 0 fr. 75